RECHERCHES

SUR LA

RÉTRACTION DE L'APONÉVROSE PALMAIRE

ET SON TRAITEMENT CHIRURGICAL

PAR

François-Edmond CHEVROT

DOCTEUR EN MÉDECINE DE LA FACULTÉ DE PARIS

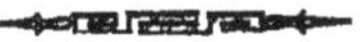

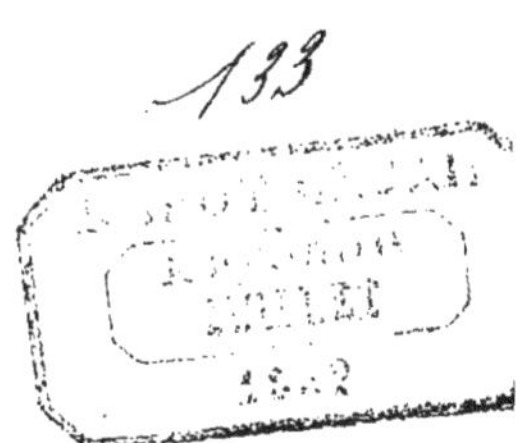

PARIS

ALPHONSE DERENNE

52, Boulevard Saint-Michel, 52

1882

RECHERCHES

SUR LA

RÉTRACTION DE L'APONÉVROSE PALMAIRE

ET SON TRAITEMENT CHIRURGICAL

PAR

François-Edmond CHEVROT

DOCTEUR EN MÉDECINE DE LA FACULTÉ DE PARIS

PARIS

ALPHONSE DERENNE

52, Boulevard Saint-Michel, 52

1882

A LA MÉMOIRE

DE MON PÈRE ET DE MON FRÈRE

A MA MÈRE

A MA SŒUR

A MES PARENTS

A MES AMIS

RECHERCHES

SUR LA

RÉTRACTION DE L'APONÉVROSE PALMAIRE

ET SON TRAITEMENT CHIRURGICAL

AVANT-PROPOS

C'est à Dupuytren qu'appartient le double mérite d'avoir donné la première description exacte de l'affection qui nous occupe et d'en avoir découvert le véritable siège. Il montra que cette flexion permanente des doigts était due à une rétraction de l'aponévrose palmaire, de cause traumatique, pour lui.

Il institua contre cette difformité un traitement chirurgical.

Les auteurs qui, après lui, s'occupèrent de cette question adoptèrent ses idées sur l'étiologie, la nature de la lésion et la nécessité de l'intervention chirurgicale. Mais naturellement les procédés varient.

Pourtant Goyrand et Gerdy n'admettent pas exclusivement la théorie mécanique de l'affection : ils parlent déjà d'influence générale.

J. Guérin (*Journal de Championnière 1843*) prononça le premier le mot de rhumatisme ; il considère la rétraction comme une dépendance de la diathèse rhumatismale. Nélaton admet également une influence constitutionnelle qu'il ne spécifie pas.

Par ces deux auteurs le traitement chirurgical est proscrit.

Malgaigne aussi rejette l'opération. L'obstacle invincible, pour lui, c'est la déformation des surfaces articulaires.

Depuis cette triple condamnation, le traitement chirurgical n'a pu se relever chez nous. C'est à peine si Broca et M. Tillaux tentent quelques essais.

Mais récemment, en 1879, M. Labbé a fait une opération couronnée d'un plein succès. Il s'agit d'un malade dont les deux mains étaient atteintes. La main gauche seule a été opérée. Revu deux ans après, le malade présente une main gauche parfaitement guérie. La main droite, non opérée, reste comme terme de comparaison, et permet d'apprécier le bienfait de l'opération.

Ce fait constitue déjà un excellent argument en faveur du traitement chirurgical ; mais on n'édifie pas une thèse sur une observation. Aussi, avons-nous mis à contribution les annales de la chirurgie française et étrangère.

A l'étranger, on est beaucoup plus partisan qu'en France de l'intervention chirurgicale dans le cas de *contracture de Dupuytren*. En Allemagne, le procédé de Busch jouit d'une grande faveur. En Angleterre, Adams lutte pour le procédé de Cooper qu'il a remis en honneur. Nous avons emprunté plusieurs observations aux opérateurs qui ont pratiqué ces deux procédés.

Notre travail comprend deux chapitres. Dans le chapitre I, nous présentons le tableau de l'affection : symptômes, anatomie pathologique, étiologie, pronostic. Dans le chapitre II, nous donnons un plus grand développement à la question du traitement chirurgical dont notre thèse a surtout pour objet de montrer la supériorité.

Nous tenons à remercier ici M. Lancereaux de l'obligeance avec laquelle il a mis à notre disposition les observations et les pièces, grâce auxquelles nous avons pu nous éclairer sur la double question de l'étiologie et de l'anatomie pathologique.

Symptômes. — On peut résumer la symptomatologie de cette affection de la manière suivante :

1° La rétraction de l'aponévrose palmaire survient chez les individus déjà âgés (plus de 45 ans). Les cas où elle s'est montrée chez des jeunes gens sont très rares. Elle n'atteint que les hommes, et se développe sans douleur ;

2° Elle débute à la main gauche aussi souvent qu'à la droite ; elle reste d'abord limitée à une main. En général, elle se propage tôt ou tard à l'autre, quand la difformité présente déjà, sur la main primitivement atteinte, un certain degré de gravité ;

3° Dans la grande majorité des cas, elle débute à l'annulaire ou au petit doigt ; le plus souvent ces deux doigts sont pris ensemble, à l'exclusion des autres. Parfois, elle s'étend au médius et à l'index. Le début, par ces deux doigts est exceptionnel ;

4° La rétraction marche d'une façon très lente (5-15 ans), mais elle est fatalement progressive. A la limite, les extrémités des doigts sont appliquées sur la paume de la main ;

5° La maladie débute à la face palmaire de la main par l'apparition, au niveau des articulations métacarpo-phalangiennes indiquées, de noyaux indurés, gros comme une lentille ou un pois. La peau, d'abord lisse, devient adhérente. Ces nodosités se fusionnent. De cette façon est constituée une corde sous-cutanée qui s'étend jusqu'à la base de la deuxième phalange. Cette corde limite l'extension et la gêne de plus en plus.

Le malade s'aperçoit que les doigts atteints n'arrivent qu'à une extension de plus en plus imparfaite. La première phalange est fléchie sur le métacarpien : la deuxième sur la première, mais la troisième reste indemne. Le doigt, présentant cette double flexion, se rapproche lentement, mais invinciblement de la paume.

A mesure que la rétraction des doigts progresse, se dessine dans le creux de la main une corde dure qui commence au pli de flexion supérieur et qui de là, se porte à la façon d'un pont sous-cutané jusqu'à la base de la deuxième phalange. Cette corde noueuse, inflexible, soulève la peau ; celle-ci est sèche, dure et souvent elle ne sue plus.

Naturellement, aux deux mains, l'impotence fonctionnelle augmente avec la flexion ; de sorte qu'au bout d'un temps plus ou moins long, les malades se trouvent atteints d'une véritable infirmité.

ANATOMIE PATHOLOGIQUE

L'opinion de Boyer qui admettait comme cause de l'affection qui nous occupe, un endurcissement ou dessèchement des tendons (*crispatura tendinum*) ne compte plus aujourd'hui d'adhérents. En effet, Dupuytren et Goyrand ont démontré que la lésion était plus superficielle, que des brides pathologiques n'avaient aucun rapport avec les tendons. Ils ont prouvé que l'on a affaire à une rétraction de l'aponévrose palmaire. Quelles sont donc la structure et la disposition de cette aponévrose ? Nous ne saurions mieux faire que de citer la description qu'en donne le professeur Richet (*Traité d'anatomie médico-chirurgicale*, 704).

« Le ligament palmaire, improprement appelé aponévrose palmaire, aussi que va le prouver sa description, est de forme triangulaire : son sommet est dirigé vers le talon de la main, sa base s'étale sur les articulations métacarpo-phalangiennes des quatre derniers doigts, et ses bords latéraux côtoient les muscles du pouce et du petit doigt. Par sa face antérieure ou superficielle, il est en rapport avec les téguments auxquels il envoie des prolongements fibreux multipliés qui les maintiennent constamment creusés en gouttière, quel que soit le degré d'embonpoint du sujet ; la permanence et la constance du creux de la main sont dues à cette disposition.

Lorsque par la dissection, on est parvenu à détacher tous ses prolongements, on a sous les yeux une lame fibreuse d'un blanc resplendissant, qu'on ne peut comparer, pour la résistance, qu'au ligament ou aponévrose plantaire, avec lequel celui qui nous occupe a d'ailleurs tant d'autres points de ressemblance. Sa face profonde, lisse et polie, est en rapport avec les divisions des nerfs cubital et médian, l'arcade palmaire superficielle, et les tendons fléchisseurs qu'il protège et enferme dans une gaîne spéciale ; son sommet, ou si l'on aime mieux se partie supérieure, semble l'épanouissement du tendon élargi du petit palmaire, qu'on peut considérer comme le tenseur de ce ligament, mais il reçoit de plus des fibres nombreuses du ligament annulaire du carpe, avec lequel il se continue d'une manière insensible, et sans qu'il soit possible d'assigner à chacun d'eux des limites respectives.

Il est composé de deux plans de fibres, les unes longitudinales, de beaucoup les plus nombreuses et les plus fortes, et les autres transversales, qui semblent placées là pour relier les premières et prévenir les écartements. Cette disposition est surtout sensible à la partie inférieure, au niveau des articulations métacarpo-phalangiennes, là où ces fibres transversales se réunissent en bandelettes, et, par leur entrecroisement avec les verticales, circonscrivent des espaces à travers lesquels les couches celluleuses superficielles et profondes communiquent largement. Sur le côté externe de l'articulation métacarpo-phalangienne de l'index, et sur la face antérieure de celle de l'auriculaire, ces bandelettes transversales, qu'il faut bien se garder de confondre avec le ligament transverse antérieur du carpe, se fixent en se recourbant sur le bord correspondant du métacarpien d'une manière très-solide et dans l'étendue d'un centimètre environ.

Quant aux fibres longitudinales qui vont divergeant d'autant plus qu'elles approchent de la racine des doigts, elles se divisent au niveau des articulations métacarpo-phalangiennes en quatre languettes, une pour chaque phalange ; puis chacune d'elles se subdivise à son tour en deux autres qui se portent sur la face dorsale de ce petit os, où elles se fixent définitivement, quelques unes de ces fibres semblent se porter jusqu'à la peau, ainsi que l'a indiqué M. Maslieu-rat-Lagémard. Dans le point où se fait la première bifurca-tion, c'est-à-dire au niveau de l'espace interdigitaire, les fibres transversales, par leur entrecroisement avec les lon-gitudinales, forment des arcades au-dessous desquelles s'en-gagent les vaisseaux, les nerfs collatéraux et les muscles lombricaux. Dans celui où se fait la deuxième, c'est-à-dire un peu plus bas, des fibres arciformes unissent les deux bandelettes latérales, se continuent avec celles qui forment la gaîne tendineuse des fléchisseurs et la fortifient. »

Ceci posé, voyons quelle est la disposition des brides pathologiques qui déterminent la flexion des doigts.

Elles suivent la direction de fibres de l'aponévrose, c'est-à-dire qu'elles sont longitudinales ou transversales : ces dernières n'ont jamais été rencontrées isolément.

De l'aponévrose où vont-elles ? On peut les diviser en deux groupes : les unes, profondes, vont s'insérer sur les côtés des première et deuxième phalanges, au périoste ou aux gaînes ; les autres, superficielles, se rendent au derme. Ces tractus, formes de tissu fibreux, présentent parfois de petites indurations, véritables fibrômes pour M. Richet ; pour M. Desprez, ce n'est qu'une hyperplasie cicatricielle. Kœnig les regarde comme la manifestation d'une véritable diathèse fibromateuse.

Cette théorie, que fait de l'aponévrose palmaire l'agent à peu près exclusif de la rétraction, s'appuie sur de nom-breuses dissections, sur des recherches vraiment sérieuses. Nous citerons celles qui paraissent le plus démonstratives ; nous examinerons ensuite une opinion plus récente qui accorde une part prépondérante à l'altération de la peau.

C'est Dupuytren qui fit la première dissection. Sa conclusion fut que l'aponévrose seule était atteinte. Goyrand professe le même avis, sauf qu'il admet que les brides sont de nouvelle formation ; mais il se rallie bientôt à l'opinion de Sanson (hypertrophie des fibres préexistantes). Les travaux plus récents, plus précis auxquels l'analyse microscopique est venue, dans certains cas, s'ajouter, ont confirmé la découverte de ces deux premiers chirurgiens.

Nous possédons aujourd'hui des données assez précises sur l'*anatomie pathologique de la question*. M. Richet a publié une dissection. *Annales de chirurgie*, T. XIII.

M. Sevestre, une autre dans le journal de Robin (1867). M. Polaillon a eu l'occasion d'observer un fait. M. Blum a donné la description d'une pièce (Thèse de Meillet (1874)). MM. Richer, Rémy, Méricamp, ont publié des faits analogues que nous citons à notre index bibliographique.

Tous ces auteurs ont trouvé les mêmes lésions ; leurs descriptions concordent parfaitement.

Que nous signalent-ils donc ?

La peau ne paraît pas altérée : l'aponévrose seule est malade, elle est épaissie ; de sa base partent des cordons ou languettes qui vont se terminer soit à la peau, au niveau des commissures des doigts, soit sur la phalange (gaînes et périoste), ces cordons présentent parfois des noyaux indurés.

Pour tous, l'aponévrose doit être considérée comme le siège exclusif de la rétraction.

Adams, qui donne dans son ouvrage (*On finger contract*, Londres, 1879) la description de trois pièces, adopte complètement cette opinion.

Le hasard, dit-il, m'a fourni une fois l'occasion de le constater sur le vivant. Un homme, atteint d'une contracture idiopathique des quatre et cinquième doigts, eut la main broyée par un cheval. Je le vis aussitôt. L'aponévrose était obliquement déchirée, les tendons intacts. Après qu'on eut enlevé les lambeaux déchirés et étendu les doigts, on put se convaincre que l'aponévrose seule était le siège de la rétraction.

L'accord paraît donc unanime sur ce point.

Mais nous ne pouvons passer sous silence la théorie qui attribue à un processus dégénératif de la peau le rôle le plus important, tout en admettant la participation des lésions aponévrotiques.

Malgaigne, déjà, avait émis cette idée ; il admettait chez une certaine catégorie d'ouvriers, les gâcheurs de plâtre, une altération spéciale de la peau, produisant la rétraction.

Cette opinion a été reprise par Baum, de Dantzick, et défendue avec un certain talent. Voici son argumentation (Centralblatt für Chirurgie, 1878, n° 9).

A ma connaissance, dit-il, c'est Pitha qui a, le premier, dans la contracture de Dupuytren, attribué une part à la rétraction de la peau. Si Richer, dans sa dissection, a signalé l'intégrité de la peau, c'est probablement une faute d'observation.

Si, dans une préparation, on isole l'aponévrose, puis si on la soulève en un pli assez haut pour réduire sa longueur de moitié, on ne détermine qu'une faible flexion des doigts dans l'articulation métacarpo-phalangienne, flexion facile à surmonter.

On ne peut, dans l'extension des doigts, renouveler cette expérience sur la peau, parce que celle-ci est si économiquement disposée à la paume que c'est impossible ; mais, quand on fléchit la main (chacun peut répéter l'expérience sur soi-même), et qu'on saisit seulement une petite partie du pli transversal formé avec le bout des doigts de l'autre main, alors l'extension du doigt correspondant est rendue absolument impossible. Excise-t-on, sur le cadavre, le pli saisi : on constate alors que ce pli est uniquement formé par la peau et par un peu de tissu cellulaire.

C'est ce peu d'ampleur du tégument externe qui produit ce sentiment de striction que chacun ressent dans l'extension des doigts et qui fait défaut dans la flexion la plus énergique.

La position de repos de la main est la demi-flexion. Chez les vieillards qui n'étendent jamais leurs doigts, qui n'écrivent jamais, on observe souvent des *contractures d'inactivité* qui empêchent toute extension au-delà de cette position de repos ; mais l'obstacle dans ce cas siège dans les articulations, et principalement dans les articulations inter-phalangiennes.

L'affection de Dupuytren n'a avec celle-ci ni rapport pathogénique, ni rapport anatomique.

C'est sur l'annulaire que l'affection porte tout d'abord. Les autres doigts viennent, en effet, dans la formation du poing, buter contre les éminences thénar et hypothénar, tandis que l'annulaire s'enfonce dans le sillon qui les sépare. Son extension est donc plus considérable, et les plus petites altérations de la peau y provoquent des troubles fonctionnels qui passeraient inaperçus aux autres doigts. De plus, la partie la plus profonde de la paume de la main, qui répond à l'annulaire, subit dans l'action de serrer une compression beaucoup plus intense sous l'influence de laquelle le derme s'enflamme avec formation de brides fibreuses.

En considérant la figure de Goyrand, on se demande quelle est la nature de ces brides qui vont de l'aponévrose à la deuxième phalange.

On peut très-bien les envisager comme des productions hyperplasiques de la peau, de même origine que les durillons, qui se développent en vertu d'un processus inflammatoire chronique, conséquence de pressions répétées.

Dans les cas bien constatés de contracture du pouce, qui n'a aucun rapport avec l'aponévrose, on est bien forcé de considérer la peau comme cause de la rétraction. Dans le creux de la main, la seule chose qui rende le diagnostic anatomique difficile, c'est l'existence de trop nombreux liens d'union entre la peau et l'aponévrose; et c'est le caprice du préparateur qui localisera la lésion dans celui des deux tissus qu'il voudra.

Une preuve que la contracture a pour cause l'altération de la peau est fournie par l'opération de Busch, son efficacité et son innocuité. En effet, dans la taille du lambeau, l'aponévrose est respectée.

Baum conclut ainsi :

Que, dans la contracture de Dupuytren, l'aponévrose joue un rôle considérable, je l'admets.

Une inflammation chronique de celle-ci est le premier pas de la maladie; mais il en résulte bientôt que la peau, pour tendre l'aponévrose, prend une position de demi flexion. S'il doit résulter de cette flexion purement secondaire une contracture permanente, alors se produit dans la peau un tissu cicatriciel qui fixe cette position fléchie, et c'est à cette lésion que remédie si bien l'opération de Busch. »

Il est regrettable que Baum ne donne pas pour appuyer ses idées théoriques, quelques faits anatomiques. Un petit nombre d'observations avec pièces à l'appui entraînerait beaucoup mieux la conviction.

M. Blum vient de publier un fait (chirurgie de la main p. 130) qui paraît confirmer la théorie de Baum.

Je viens d'observer, dit-il, dans le service de Fournier un malade atteint de scrofule qui vit apparaître dans le creux de la main des épaississements fibreux, en même temps que des épanchements dans les gaînes synoviales des fléchisseurs. Consécutivement il se produisit des arthrites interphalangiennes, et la peau de la face palmaire qui jusqu'alors était normale devint le siège d'une rétraction en tout analogue à la rétraction de Dupuytren. Cette rétraction qui augmente tous les jours met le malade dans l'impossibilité de faire les mouvements d'extension d'une manière complète.

Dans ce cas, on a bien observé ce ratatinement de la peau en question. Mais il nous semble qu'il s'agit là d'un cas exceptionnel, ces épanchements dans les gaînes, ces arthrites interphalangiennes sortent du cadre de la contracture de Dupuytren.

L'observation suivante, que nous devons à l'obligeance de M. Lancereaux, présente les choses sous un aspect plus conforme à la vérité. La dissection a été faite par M. Mé-

na..d, interne des hôpitaux ; l'examen microscopique par
M. Variot, du laboratoire de M. Robin.

Kriger, P..., 61 ans, vernisseur, entre le 31 décembre
1881 dans le service de M. Lancereaux, salle Piorry.
Voici ce qu'on constate :

Tuberculose des deux sommets ; en avant, surtout à
gauche ; en arrière, surtout à droite. Herpétisme. Migraines. Eczéma. Oignons. Rétraction double de l'aponévrose
palmaire. Calvitie. Lésions du système artériel. Bronchite.
Le malade ne semble pas intoxiqué par l'alcool. Pas d'albuminurie.

Traitement tonique.

3 janvier. — Point de côté, mobile, tantôt à droite,
tantôt à gauche ; par moments, dyspnée intense.

4 janvier. — Le malade parle toute la nuit. Il sommeille un peu le matin. La respiration devient plus difficile. Faiblesse des jambes. Toux fréquente.

5 janvier. — Toute la nuit le malade a eu le délire : le
matin, il continue à parler. Température 38°,5.

Le malade meurt le soir à 11 heures.

Autopsie. — Fausses membranes à la surface du cœur.
plaques laiteuses anciennes au niveau du ventricule droit,
plaques athéromateuses dans l'aorte abdominale.

Il existe au sommet du poumon droit une large excavation vide, traversée par des cordons fibreux, les bronches
dans le voisinage sont épaissies, quelques-unes sont dilatées.

Nombreuses adhérences du poumon gauche avec la paroi

thoracique. La lobe supérieur est fortement induré, le lobe inférieur est infiltré de granulations.

Estomac réduit aux dimensions du gros intestin : la muqueuse est ardoisée, presque noire.

Pas de tubercules, ni dans l'intestin, ni dans les ganglions mésentériques, ni dans les autres organes.

DESCRIPTION DES MAINS AVANT LA DISSECTION

Main gauche. — Mouvements du pouce et de l'index à peu près normaux. L'extension de l'index n'est pas tout à fait complète ; elle ne se fait qu'en tendant fortement la peau de la paume de la main.

Le médius ne peut être étendu complètement. Dans la tentative d'extension la plus forte, la première phalange reste encore fléchie en avant, la deuxième sur la première. La phalangette est droite.

L'annulaire est le plus fortement fléchi de beaucoup. La première phalange, malgré tout effort d'extension, reste à angle droit. La phalangine reste également fléchie, même à angle aigu ; mais la phalangette est dans une extension forcée ; elle ne peut être fléchie.

Au petit doigt, la première phalange est fléchie à angle droit sur le métacarpien ; la deuxième est incomplètement étendue sur la première.

La peau de la paume de la main est intimement adhérente aux tissus sous-jacents au-dessus de la base du médius et surtout de l'annulaire. On ne peut en aucune façon la faire glisser de haut en bas, ou transversalement même, quand les doigts sont fléchis.

Elle présente des plis transversaux concaves inférieurement, comme si les tissus sous-jacents auxquels elle adhère s'étaient rétractés de bas en haut.

Main droite. — Le pouce et l'index fonctionnent normalement. Le médius ne peut être étendu complètement; quand on essaie d'y parvenir l'aponévrose se tend fortement.

De même à l'annulaire.

Au petit doigt, l'extension est complète.

La peau est adhérente à l'aponévrose.

DISSECTION

La peau présente son adhérence normale au niveau du poignet; celle-ci est un peu exagérée à la partie supérieure de l'éminence hypothénar, normale sur l'éminence thénar.

Mais en bas, au niveau des plis superficiels, au-dessus de la base de l'annulaire, elle est presque confondue avec l'aponévrose dont on ne la sépare qu'en sculptant avec le scalpel.

La peau est enlevée sur l'annulaire jusqu'à la troisième phalange. Après cette dissection qui met à nu l'aponévrose les mouvements ne sont en rien modifiés.

Aponévrose. — Les fibres longitudinales sont triplées d'épaisseur, au moins si on les compare à celles d'un sujet même fortement musclé. La division normale de ces fibres en quatre languettes se voit parfaitement.

La languette de l'annulaire, au lieu de se perdre dans la peau, au-dessus de la racine de ce doigt, comme à l'état normal, peut être très-nettement suivie plus bas. Elle va s'attacher à la partie supérieure de la deuxième phalange en se divisant en deux faisceaux qui vont s'insérer sur la gaine tendineuse des fléchisseurs.

C'est manifestement cette languette qui bride l'extension. La gaîne tendineuse est ouverte ; les tendons qu'elle contient ne paraissent nullement altérés, ils peuvent être facilement attirés hors de leur gaîne.

Des faisceaux fibreux sous-jacents à la languette longitudinale précédente, et qui paraissent dépendre en partie des fibres transversales du ligament palmaire, vont s'attacher sur les côtés de l'articulation métacarpo-phalangienne. Ils se tendent quand on force l'extension ; mais cette tension se produit surtout par le soulèvement de la bandelette longitudinale, qui forme une corde à l'arc digito-métacarpien.

Sur le petit doigt, les fibres de la languette longitudinale contractent aussi à l'extrémité supérieure des premières phalanges, des adhérences solides qui s'opposent à l'extension complète.

Les tendons du petit doigt sont également sains dans leur gaîne et n'ont aucune part dans la rétraction.

En résumé, l'aponévrose palmaire est anormalement adhérente à la face profonde de la peau sur une étendue de 4 centimètres au-dessus de la base de l'annulaire ; elle est notablement épaissie.

Cette aponévrose est l'agent principal, sinon exclusif, de la rétraction.

La peau enlevée, rien n'est changé dans les mouvements.

L'extension est empêchée par cette bride fibreuse longitudinale qui, partant de l'aponévrose palmaire dont elle représente la troisième languette hypertrophiée, va s'attacher à la partie supérieure de la deuxième phalange.

EXAMEN HISTOLOGIQUE

A un faible grossissement (ocul. 1, obj. 2, Verik), on voit que l'épiderme a considérablement épaissi. Les papilles sont normales, la face profonde du derme sans interruption avec une couche fibreuse d'un centimètre d'épaisseur, colorée uniformément en rose par le carmin. J'ajoute que lors de la dissection de la pièce, cet épaississement fibreux développé au niveau des prolongements de l'aponévrose palmaire était entièrement indépendant de la gaîne tendineuse sous-jacente, dans laquelle le tendon glissait sans adhérences.

La rétraction des doigts sur la paume de la main n'a cédé qu'après la section de cette bande fibreuse, située à peu près à la hauteur des articulations métacarpo-phalangiennes.

C'est donc dans la couche fibreuse sous-jacente au derme que siège la lésion, et nullement dans les gaînes tendineuses. Dans les articulations métacarpo-phalangiennes immobilisées depuis longtemps, les cartilages sont indemnes, là où les surfaces articulaires sont en contact. Ils sont érodés et jaunâtres sur la partie postérieure de la tête des métacarpiens.

A un plus fort grossissement (oc. 2. obj. 6 Verik), on constate que les cellules superficielles de l'épiderme ont subi une kératinisation incomplète; elles ne sont pas aplaties, fortement serrées comme à l'état normal, elles ont gardé pour la plupart un aspect polyédrique. Le noyau est encore apparent, il se colore par le carmin ; la couche ainsi formée n'est pas sans analogie avec le revêtement épithélial d'une muqueuse. Il faut attribuer cette absence de transformation cornée de l'épiderme à l'immobilité de la région, qui, par le fait de la flexion des doigts, était garantie contre toute espèce de frottement.

Les papilles et le derme lui-même ne sont que peu altérés ; ce dernier est un peu épaissi. Sa couche profonde ne contient pas d'aréoles graisseuses, et elle se continue avec la couche fibreuse profonde par du tissu cellulaire un peu moins dense. En quelques points les parois des glandes sudoripares paraissent plus épaisses qu'à l'état normal ; leur épithélium est du reste conservé.

La zône fibreuse qui constitue, à proprement parler, la cause déterminante de la rétraction des doigts est formée par un tissu fibrillaire très-cohérent, analogue au tissu tendineux. Les fibres, extrêmement serrées, ne contiennent ni corps fibro-plastiques intercalés, ni fibres élastiques. C'est un tissu scléreux, comme cicatriciel.

Cette observation est intéressante en ce que, outre les lésions de l'aponévrose *triplée d'épaisseur*, elle nous signale certaines modifications de la peau et du tissu cellulaire, épaississement de l'épiderme, du derme, disparition des aréoles graisseuses, interposition d'un tissu dense qui relie le derme à l'aponévrose, ou plutôt les confond en une seule couche, si intime qu'il a fallu sculpter avec le scalpel pour les désunir ; enfin, épaississement des parois des glandes sudoripares.

Ainsi donc, la sclérose est plus générale que ne le croyait Dupuytren : elle s'étend à tous les tissus fibreux de la main et des doigts : peau, tissu cellulaire, aponévrose et ligaments, à tous les tissus, en un mot, que **M. Richet** a englobés sous la dénomination commune de tissus à fibre albuginée.

Nous terminerons en citant la conclusion de **M. Richet**, qui sera aussi la nôtre :

Depuis le derme de la peau, dit-il, jusqu'aux ligaments latéraux des articulations, tous les tissus qui ont pour base la fibre albuginée sont indurés, épaissis, racornis (*Traité d'Anatomie Méd. Chir.* p. 725).

Enfin les articulations présentent assez souvent les lésions de l'arthrite sèche, preuve que la rétraction relève d'une influence diathésique.

ÉTIOLOGIE

Quelles sont les professions qui fournissent, dans les hôpitaux, le plus de cas de rétraction de l'aponévrose palmaire ? En général, ce sont toutes celles qui nécessitent des pressions énergiques sur la paume de la main et une fermeture énergique des poings.

En première ligne, nous citerons donc : les forgerons, les graveurs, les commissionnaires, les forts de la Halle, les laboureurs (charrue) ; les blanchisseuses (action de tordre le linge) ; les cordonniers (pression de l'alène) ; les menuisiers (rabot) ; les maçons (qui brisent les briques ou la pierre dans leur main) ; les maîtres d'armes, etc. Dieffenbach l'a même vue chez des individus paralysés d'une jambe, et que cette infirmité obligeait à s'appuyer avec la main correspondante sur une forte canne.

D'après cela, il semblerait évident que la cause de la maladie est toute mécanique, que l'on a affaire au traumatisme et que c'est lui seul que l'on doit accuser. Telle était la théorie de Dupuytren.

Mais la conclusion serait fausse, ou du moins trop exclusive, parce que, aussi souvent au moins que chez les ouvriers, on observe la maladie chez des gens qui ne se livrent à aucun travail manuel : négociants, employés d'administration, gens de lettres ou personnes appartenant aux plus hautes classes, et portant presque toujours des gants.

Frappés de ce fait, les auteurs qui ont étudié la question après Dupuytren, émirent bientôt l'idée que cette affection devait se rattacher à une influence générale. Goyrand cite le fait de l'économe de l'hôpital d'Aix, chez lequel la rétraction apparut après vingt ans de travaux de cabinet. En outre, il invoque l'hérédité : le père de cet homme présentait la même affection. Gerdy, J. Guérin, Nélaton, se rallient à la théorie diathésique.

En 1861, parut le premier travail consacré à établir ces rapports. Menjaud prouva que la rétraction se rattachait aux diathèses rhumatismale et goutteuse. Il présente plusieurs observations démonstratives.

On a encore invoqué une autre diathèse, la syphilis. M. Richet relate un fait curieux dans lequel la rétraction céda à l'iodure de potassium. M. Ricord en a cité également des exemples. Ces faits sont authentiques, sans doute, mais ils doivent être, et ils sont bien rares.

L'alcoolisme même a été mis en cause. Tamplin d'après Eulenburg (Berliner Klinische Wochenschrift, 1864) aurait vu un malade chez lequel la rétraction disparaissait quand il se privait de vin et de bière ; elle reparut après le retour des excès et cessa enfin par l'abstinence.

Madelung, de Bonn (B. K. Wochenschrift, 1875), est l'auteur d'une autre théorie. Pour lui, la rétraction n'est que secondaire ; la modification pathologique la première en date, c'est la disparition des pelotons graisseux compris entre les tractus fibreux de l'aponévrose palmaire, et les nombreux prolongements qu'elle envoie à la peau.

« L'âge amène la disparition de cette graisse ; mais les traumatismes et l'inflammation aussi. Le tissu graisseux sert à protéger les couches profondes contre les pressions ; quand il n'existe plus, certains points de la paume, plus exposés, peuvent être lésés par des pressions fréquentes ; c'est le cas au niveau des têtes des métacarpiens et des tendons fléchisseurs. Sous l'influence de ces pressions répétées le tissu insuffisamment garanti s'enflamme, il y a hyperplasie, puis rétraction des cordons fibreux.

Dès que cette rétraction a atteint un certain degré, le sujet expose de plus en plus ces points aux atteintes mécaniques qui ne font qu'aggraver la lésion. C'est ainsi qu'on comprend que l'affection s'arrête quand l'incurvation des doigts est devenue telle que l'individu ne peut plus les utiliser, et que l'opération de Busch réussisse pleinement puisqu'elle enlève les protubérances formées par le tissu cellulaire dans la paume de la main. »

Madelung est donc un partisan de l'étiologie traumatique ; sa théorie a simplement pour but d'expliquer comment le traumatisme arrive à produire la rétraction.

Aujourd'hui de nombreuses recherches, une foule d'observations attentivement prises ont fait la lumière sur cette question de l'étiologie. On a trouvé que dans la grande majorité des cas la rétraction se rattachait à l'arthritisme (goutte et rhumatisme). Adams et Paget incriminent plus spécialement la goutte, et surtout la forme rhumatismale qui attaque plusieurs articulations.

A la théorie mécanique, on peut faire les objections suivantes :

La maladie atteint des gens qui ne se sont jamais livrés à aucun travail manuel.

Elle débute aussi souvent à la main gauche qu'à la droite.

Elle ne se développe qu'à un âge avancé, époque à laquelle le travail a perdu de son énergie et les pressions manuelles de leur intensité.

Elle est quelquefois héréditaire.

Ce qui confirme la théorie diathésique, c'est que dans la plupart des cas, on a trouvé dans les antécédents des malades, ou même, ce qui est plus probant encore, constaté concurremment des manifestations rhumatismales ou goutteuses. Notons bien qu'à propos du rhumatisme il faut soigneusement rechercher l'existence des manifestations abarticulaires, sur le caractère arthritique desquelles insiste M. Besnier (*Dict. encyclopédique*. Article Rhumatisme) : migraines, douleurs musculaires, torticolis, névralgies (sciatique et occipitale surtout).

Nous ne nous étendrons pas davantage sur cette question, bien éclaircie aujourd'hui. Nous donnerons seulement deux de nos observations, qui représentent bien les deux types étiologiques que nous admettons.

OBSERVATION

Pneumonie aigüe entée sur bronchite chronique. — Rétraction double.

Lochot François, âgé de 59 ans, jardinier, entre le 27 octobre 1880 dans le service de M. Lancereaux.

Il n'a jamais eu de maladie antérieure ; ni maladies articulaires, ni migraines, ni hémorrhoïdes.

En 1871, bronchite.

Peu de temps après, rétraction progressive de l'aponévrose palmaire : cette lésion se produisit sans douleur. Aujourd'hui, les quatre doigts sont en flexion sur la main à angle obtus. L'annulaire est le plus fortement fléchi ; il est comme rétréci à son insertion.

Cette disposition résulte du mode de tension de la peau par l'aponévrose. Elle forme une corde saillante, rigide, qui s'étend de l'espace compris entre l'annulaire et le médius jusqu'à la gouttière carpienne.

Le 19 novembre. — Signes de pneumonie, peu grave.

Le malade sort le 25 décembre.

OBSERVATION

Rhumatisme. Eczéma ; poussées aiguës précédées de prurit. Hémorrhoïdes. Rétraction de l'aponévrose palmaire.

Le nommé Cagnard, E..., âgé de 25 ans, sellier, entre le 30 juillet 1882, dans le service de M. Lancereaux.

Sa mère est morte à 22 ans, son père, 46 ans, est bien portant.

En 1870, le malade a eu quelques douleurs lancinantes dans les articulations, pas de migraines, mais hémorrhoïdes depuis un mois, quelquefois il y a du sang dans les selles.

Il y a deux ans, fièvre, douleurs dans les articulations du genou, impossibilité de marcher, articulations enflées. A été soigné à l'hôpital de Brest où il est resté neuf mois. Il n'a pas été amélioré.

Il est revenu à Paris, souffrant toujours. L'année dernière, il est entré à l'annexe de l'Hôtel-Dieu. Séjour de quatre mois, amélioration, mais il n'a pu quitter son bâton.

A la même époque, il s'est aperçu que ses orteils se déviaient.

Doigts douloureux, articulations très grosses, nodosités, gonflement des genoux.

En 1878, eczéma des jambes qui a duré six semaines. Il n'a plus rien depuis.

Actuellement, battements de cœur ; souffle à la base, et au premier temps se propageant dans la carotide.

Pituite, crampes, fourmillements. Pouls ralenti.

1er août. — Depuis quinze jours, douleurs sciatiques à droite. Taches ecchymotiques sur les membres inférieurs, iodure de potassium, 2 grammes.

3 août. — Salivation, acné sur la lèvre inférieure. Les douleurs ont diminué après trois jours de KI.

9 août. — KI 3 grammes. Petit doigt de la main gauche douloureux, rouge.

12 août. — Crampes, fourmillements.

16 août. — Les douleurs du genou sont plus vives ; céphalalgie. Craquements dans les genoux.

31 août. — Nouvelle poussée aiguë hier après s'être levé. Il souffre dans les articulations du gros orteil gauche, dans les orteils et le genou droits, et dans les muscles de la partie interne à droite.

Aux deux mains, articulations des poignets et des doigts douloureuses. *Le petit doigt gauche commence à se fléchir.* Salicylate de soude, 4 grammes.

13 octobre. — Douleurs dans la région cardiaque. Poussées dans les articulations des orteils. Pouce gauche et petit doigt tuméfiés, douloureux.

17 octobre. — La déviation des orteils s'accentue.

La rétraction de l'aponévrose palmaire au niveau du petit doigt gauche s'établit définitivement.

27 décembre. — Douleur lancinante dans le membre inférieur de haut en bas.

18 janvier. — Depuis trois jours le malade commence à marcher en s'appuyant sur une canne. Les orteils sont déviés et se recouvrent.

20 mars. — Il éprouve des douleurs lancinantes dans les membres inférieurs ; les pieds sont froids et violacés.

27 mars. — Hier soir dans l'après-midi, sans cause appréciable, une violente attaque est survenue.

Le malade éprouvait des douleurs lancinantes siégeant principalement aux articulations coxo-fémorales et aux genoux ; il avait en même temps des battements de cœur fréquents et des douleurs lombaires, ainsi qu'un mal de tête atroce. T. 38°.

Hyperesthésie excessive, symétrique des membres inférieurs ; lorsqu'on vient à lever la jambe et à exciter la plante du pied, on provoque les mouvements épilepti-formes.

L'attaque est survenue, le malade prenant de l'iodure. Suppression de ce médicament. Salicylate 4 gr.

28 mars. — Double sciatique. Douleurs surtout à la pression. Tremblement des membres. Réflexe tendineux exagéré. T. 37°.

29. — Les douleurs sciatiques ont diminué.

30. — Diminution de l'hyperesthésie.

Le 7 mai, jour de sa sortie, le malade, à l'exception des déviations des orteils et de la rétraction du petit doigt, ne présente rien de notable.

Ces deux observations, auxquelles nous pourrions en ajouter plusieurs autres, nous fournissent deux exemples d'étiologie différente. Dans le premier cas, aucune trace diathésique, articulaire ou abarticulaire. Le malade est jardinier ; toute l'année il manie les instruments de sa profession. La rétraction ne peut être que d'origine traumatique.

Dans le deuxième cas, nous voyons l'affection se développer au cours même d'un rhumatisme très-sérieux. Le malade est jeune ; la liaison est évidente. Mais il faut bien savoir qu'on n'aura pas souvent l'occasion d'observer des faits aussi démonstratifs. Toutefois, bien plus fréquents seront les faits de cette seconde catégorie.

Le pronostic, au point de vue fonctionnel, est sérieux. L'affection suit une marche fatalement progressive, attaque les doigts l'un après l'autre, la flexion atteint finalement un degré tel que l'extrémité des doigts vient s'appliquer sur la paume de la main.

L'ouvrier se plaint bientôt de ne plus pouvoir manier ses instruments, ou du moins la vigueur et la précision de son travail sont fortement et de plus en plus compromises : il finit par éprouver de vives douleurs pour peu qu'il se fatigue et se voit forcé de quitter tout travail.

Même les personnes qui ne se livrent à aucun travail manuel sont très-incommodées de cette affection ; ces doigts recourbés les gênent dans toute espèce de mouvements : ils se heurtent aux corps étrangers, leur causent des douleurs, et leur rendent très-difficile la préhension des objets et l'exercice de différents arts.

DIAGNOSTIC

Le diagnostic est facile : l'apparition de la maladie à un âge avancé (quand elle n'est pas héréditaire), sa prédilection pour les trois derniers doigts et spécialement l'annulaire, sa marche très lente et progressive, la présence de brides palmaires, et souvent de noyaux indurés, l'adhérence de la peau, enfin la flexion des deux premières phalanges, l'intégrité de la troisième, tels sont les caractères spéciaux à cette affection.

Les déformations cicatricielles, suite de plaies ou brûlures, seront reconnues à première vue.

Les flexions d'origine musculo-tendineuse. lésions des extenseurs, contracture des fléchisseurs par suite de bles-

sures, de phlegmons ou de synovites n'offriront pas de difficultés au diagnostic.

Les difformités consécutives aux lésions des trois nerfs
de la main seront reconnues aux déformations classiques :
aplatissement des éminences thénar ou hypothénar, griffe
cubitale, griffe des interosseux, chute du poignet, lésions
trophiques etc.

Il y aura, du reste, absence de brides et de nodules
fibreux.

TRAITEMENT

Traitement médical. — Le traitement médical de la
rétraction de l'aponévrose palmaire est absolument impuissant, et cependant c'est lui qui est le plus en faveur chez
nous, grâce au discrédit dans lequel est tombé le traitement
chirurgical.

Aucune médication interne n'a jamais guéri ou seulement amélioré la contracture des doigts. En effet, où trouver dans notre arsenal thérapeutique un agent qui ait la
vertu d'assouplir ou de fondre ces brides fibreuses, denses
et inextensibles, que nous avons trouvées à la dissection ?

On a vainement employé plusieurs médicaments.

L'iodure de potassium n'a jamais réussi, sauf au professeur Richet : le malade était syphilitique, le succès se
comprend donc, mais ce fait est une exception.

J. Guérin se loue beaucoup des bandelettes de diachy-
lon imbriquées sur toute l'étendue de la région palmaire

qu'il renouvelle tous les deux jours. Nous ne voyons pas les autres chirurgiens en faire autant de cas.

Les alcalins, à l'intérieur, les bains locaux de carbonate de soude devaient être conseillés : ils l'ont été.

Plater attribue une guérison aux eaux sulfureuses. L'électricité a été employée ; elle ne paraît plus être en faveur. Au cinquième congrès de la chirurgie allemande, Busch l'attaque vivement et lui reproche d'aggraver le mal.

Avant de parler du traitement chirurgical proprement dit, nous citerons encore l'extension continue au moyen d'appareils.

Les principaux sont ceux de Bonnet (de Lyon), perfectionné par Desgranges, et celui d'Eulenburg. Eulenburg avait érigé ce système en moyen curatif. Il décrit minutieusement l'appareil de son invention (*loc. cit.*) et donne ensuite un conseil qu'il regarde comme capital : employer tous les modes d'extension avant d'en venir à une opération. Mais ce procédé est trop long et le résultat trop hypothétique pour qu'on puisse le recommander.

Mais si l'extension est impuissante, employée seule, à redresser les doigts, il faut reconnaître qu'après la section des brides par n'importe quel procédé, elle constitue un excellent moyen adjuvant, car elle assure la conservation du résultat obtenu et prévient les récidives rapides qu'on observe sans elle.

Ajoutons que chez les enfants elle paraît avoir assez d'efficacité pour déterminer, à elle seule, le redressement des doigts. Stetter (*Deutsche Zeitschrift für chirurgie*, 1881) cite deux enfants, l'un de dix ans, l'autre de douze, qui furent guéris par l'extension continue.

Mais chez les personnes âgées, qui sont presque exclusivement atteintes, le praticien n'a qu'une ressource, l'intervention chirurgicale.

TRAITEMENT CHIRURGICAL

Il comprend deux méthodes :

1° La section des brides à ciel ouvert ;

2° Les sections sous-cutanées.

La première méthode comprend plusieurs procédés.

Procédé de Dupuytren. — Après avoir vainement essayé une foule de médications internes et de moyens topiques, Dupuytren, le premier, eut recours à l'instrument tranchant. Voici comment il procède :

Le doigt étant fortement tendu et placé en supination, il fait une incision de 2 centimètres à 2 centimètres et demi au niveau de l'articulation métacarpo-phalangienne ; il coupe la peau et la bride. Si une deuxième ou troisième incisions sont nécessaires, il les pratique sur la phalange ou dans la paume.

Voici du reste la relation d'un cas dans lequel Dupuytren opéra lui-même :

La main du malade étant solidement fixée, il commença par faire une incision transversale de dix lignes d'étendue, vis-à-vis de l'articulation métacarpo-phalangienne du doigt annulaire ; le bistouri divisa d'abord la peau, puis l'aponévrose palmaire avec un craquement sensible à l'oreille. L'incision achevée, on vit le doigt annulaire se redresser, et il put être étendu presque aussi facilement que dans l'état naturel.

Désirant éviter au molade la douleur d'une nouvelle incision, Dupuytren essaya de prolonger la section de l'aponévrose en glissant le bistouri transversalement et profondément au-dessous de la peau, du côté du bord cubital de la main, pour arriver à dégager le petit doigt; mais ce fut en vain. Il ne put que légèrement dilater l'incision de l'aponévrose; en conséquence, il se détermina à pratiquer de nouveau une incision transversale, vis-à-vis de l'articulation de la première et de la deuxième phalange du petit doigt, et détacha ainsi son extrémité de la paume de la main; mais le reste du doigt se tint invariablement fixé vers cette partie. Alors une nouvelle incision divisa la peau et l'aponévrose, vis-à-vis de l'articulation métacarpo-phalangienne correspondante. Elle procura un léger 'dégagement; ses effets étaient encore incomplets. Enfin une troisième et dernière incision fut pratiquée en travers, vis-à-vis du milieu de la première phalange elle-même; aussitôt le petit doigt put être étendu : ce résultat annonçait hautement que la dernière incision avait intéressé le point d'insertion de la digitation aponévrotique. Un écoulement de sang peu considérable succéda aux incisions. On pansa avec la charpie sèche, puis on assujettit le petit doigt et l'annulaire dans l'extension à l'aide d'une machine appropriée et fixée sur le dos de la main. »

Consécutivement la main fut le siège d'empâtement, de gonflement général, de douleurs. La suppuration s'établit quinze jours après; mais au bout de vingt-cinq jours la cicatrisation est complète dans toutes les plaies. Pendant un mois le malade conserve l'usage de la machine extensive. Il peut facilement fléchir les doigts quand il l'enlève.

Quarante jours après l'opération, les articulations commencent à prendre de la souplesse, ce qui fait juger que dans quelque temps les mouvements des doigts seront rétablis dans leur état naturel.

Dans un autre cas (Thèse d'Avignon de Morlac, 1832) le succès fut plus complet, et il n'y eut pas de réaction ; les incisions terminées, l'annulaire reprit presque aussitôt sa position normale. Le pansement fut dirigé comme dans le premier cas et le malade guérit parfaitement.

Il est certain que le procédé de Dupuytren a donné des succès ; mais il s'en faut qu'il soit d'une réussite certaine. Les démentis ne tardèrent point.

Malgaigne eut un échec ; vainement il coupa la bride sur la première, puis sur la deuxième phalange de l'annulaire, il ne put redresser ; en appliquant une attelle et en pressant sur l'angle de flexion, il ne réussit pas davantage.

Déjà Dupuytren lui-même semble avoir prévu, peut-être à cause des difficultés qu'il a rencontrées et des complications inflammatoires, que son procédé sera insuffisant dans certains cas, lorsqu'il dit comme conclusion de son remarquable travail :

« Il faut bien savoir que tous les cas ne se ressemblent pas, que toutes les méthodes ne leur sont pas applicables, que les meilleures peuvent être dépréciées ou même déshonorées par de fausses applications. »

Mais, outre le danger des fausses applications, ce procédé présente des inconvénients très-sérieux ; ces incisions transversales multiples, dont les lèvres s'écartent et laissent une plaie béante, exposent au phlegmon, aux inflammations des gaînes, aux fusées purulentes, complications qui peuvent être très-graves ; parfois il se produit un tissu de cicatrice qui, par sa rétractilité, peut encore aggraver le mal.

Procédé de Goyrand. — Le chirurgien d'Aix institua un autre procédé. Voici comment il le décrit lui-même.

« Une incision longitudinale sera faite sur chaque bride préalablement tendue, les lèvres de cette incision seront écartées, et s'il y a adhérence, détachées par quelques coups de bistouri de la surface des cordons fibreux, et ceux-ci, mis à découvert de cette manière dans toute leur longueur seront coupés en travers. Si on craignait de léser les tendons fléchisseurs, on pourrait aisément glisser une sonde cannelée sous chaque corde avant de la diviser ; si ces brides en passant au-devant des premières phalanges y envoient un prolongement, on coupera au-dessus et au-dessous de ce prolongement ; si la section des cordons fibreux laisse dans la plaie des lambeaux flottants, on les excisera. L'opération terminée, les doigts seront mis et fixés dans l'extension et les incisions de la peau seront réunies par première intention. »

Le procédé de Goyrand présente beaucoup d'avantages sur celui de Dupuytren. La direction de l'incision est déjà un perfectionnement, car l'extension n'écartera pas les deux lèvres ; de plus cette incision unique et longitudinale supprime les incisions étagées, dont on ne pouvait savoir le nombre à l'avance. (Chassaignac, une fois, fut obligé d'en faire six) ; puis elle permet de mieux se rendre compte des choses ; elle laisse voir la bride, qu'on aura beaucoup plus de facilité à sectionner ou même à réséquer.

Ajoutons encore que le procédé de Goyrand expose bien

moins aux phlegmons, aux exfoliations des tendons ; de plus il permet bien plus tôt d'imprimer aux doigts les mouvements nécessaires pour conserver la mobilité et la souplesse de leurs articulations ; enfin les incisions longitudinales ne laissent que des cicatrices linéaires, au lieu que celles qui résultent des incisions transversales sont larges et adhérentes.

OBSERVATION

Rétraction, suite de brûlure, opérée par M. Gay.

A la suite d'une brûlure, un homme présentait une rétraction de l'auriculaire et de l'annulaire droits.

Tous les moyens orthopédiques avaient échoué. Un examen attentif permit de constater l'existence de bandes fibreuses, s'étendant de la paume de la main aux extrémités des premières phalanges.

Une incision fut pratiquée sur toute la longueur de chaque bande, et la peau fut disséquée avec soin. Les bandes fibreuses furent alors séparées de leurs attaches, et on les enleva. Les doigts et la main furent mis dans l'extension et appliqués ainsi sur une attelle.

La guérison fut complète (The Lancet, VI, 184).

OBSERVATION

(Thèse de Jeanpierre, 1882).

A..., Nicolas, 15 ans, entre le 16 octobre à Lariboisière, dans le service de M. Labbé. Ni goutte, ni rhumatisme. L'affection a débuté en 1876, à la main gauche.

État actuel. — Main gauche : à l'exception du pouce, tous les doigts sont fléchis à un degré différent, C'est l'auriculaire qui est le plus atteint, l'ongle s'enfonce, pour ainsi dire dans la paume. La rétraction va en décroissant progressivement vers le pouce.

Depuis un an, la main droite se prend.

Une opération à la main gauche est résolue et exécutée le 11 novembre 1879.

La première incision est faite depuis la ligne d'incision de l'arcade palmaire superficielle, jusqu'à la deuxième phalange de l'annulaire.

Une deuxième sur la face palmaire du petit doigt de deux centimètres de long.

Une troisième et dernière porte sur le côté interne du médius et part de la grande incision primitive.

Toutes ces incisions sont faites sur la saillie des brides : elles permettent de sectionner toutes ces brides.

Extension sur une planchette. Pansement de Lister.

Le 23 novembre, réaction considérable. T. 39°,5 le soir, lymphangite. Application de collodion. Tout est fini en trois jours.

Un mois après, les plaies sont complètement cicatrisées. Alors on supprime l'attelle et on cherche à rendre aux doigts des mouvements ; ils sont assez faciles.

Au 1er janvier une grande partie des mouvements est revenue.

L'opéré est revu plus de trois ans après, février 1882.

A la main droite, lésions stationnaires.

A la gauche, l'annulaire et le médius restent sans efforts, dans une extension complète ; on aperçoit les sillons formés par les cicatrices des incisions. Les articulations méta-carpo-phalangiennes de ces deux doigts ont conservé toute leur mobilité ; aux articulations de la première avec la deuxième phalange, les mouvements sont restés très limités.

Au petit doigt la subluxation des surfaces articulaires a rendu le résultat moins satisfaisant. Néanmoins il y a une grande amélioration.

Les fonctions du doigt, très-limitées avant l'opération, sont redevenues aussi complètes que possible. Le malade peut maintenant porter des corps lourds tels que des seaux d'eau, et saisir fortement les objets, toutes choses qu'il ne pouvait faire avant l'opération.

Sa main qui était, par le fait de la rétraction, devenue pour ainsi dire inutile, lui rend aujourd'hui les plus grands services, et le malade lui-même se plaît à reconnaître les bénéfices incontestables qu'il a retirés d'une intervention chirurgicale.

Procédé de M. Richet. — Le procédé de Goyrand peut n'être pas suffisant dans certains cas : lorsque les brides sont trop épaisses ou qu'elles présentent sur leur trajet plusieurs noyaux ou fibrômes échelonnés. Dans ce cas, l'incision longitudinale ne donne pas au chirurgien assez libre carrière. C'est pour répondre à cette indication que le professeur Richet a modifié le procédé de Goyrand de la façon suivante :

Il fait sur la bride une incision longitudinale, limitée à ses deux extrémités par une courte incision transversale.

Il crée ainsi deux volets qu'il dissèque autant qu'il est nécessaire et qu'il rejette de côté. Puis il sectionne ou excise la bride. Les volets sont ensuite rabattus, suturés, et le doigt est fixé dans l'extension sur une attelle.

Dans un cas, le professeur Richet obtient un excellent résultat. Ce procédé répond donc parfaitement à l'indication citée plus haut.

Procédé de Busch. — Le procédé de Busch est de date récente. C'est en 1875 que Madelung Bonn le fit connaître (Berliner Klinische Wochenschrift, n°s 15-16). Voici la description de Madelung :

Si, comme c'est fréquemment le cas, la maladie est traitée au début, l'annulaire seul est atteint : après avoir endormi le patient, on taille un lambeau de peau triangulaire, dont la base vient tomber dans le sillon qui sépare ce doigt fléchi du creux de la main, et dont le sommet aigu se termine au niveau du point le plus élevé de la paume qui se trouve distendu lorsque le doigt est dans une extension complète ; on dissèque le lambeau à partir de la pointe, en comprenant autant de tissu cellulaire sous-cutané qu'il est possible de faire.

Déjà, quand on sectionne cette couche qui comprend les innombrables cordons de communication entre l'aponévrose et les téguments, les doigts incurvés se laissent un peu étendre.

Une fois cela fait, on pratique sans relâche des tentatives d'extension du doigt, et chaque fois que des faisceaux fibreux paraissent exercer une résistance trop forte à ces mouvements, en pénètre dedans à petits coups de bistouri, en les sectionnant successivement dans toute l'étendue de l'aponévrose palmaire mise à nu. Il y a peu de risques, en procédant ainsi, de blesser une gaîne tendineuse.

Le doigt regagne lentement sa position d'extension jusqu'à l'avoir complètement atteinte. Alors le lambeau cutané se rétracte fortement, et son sommet s'enroule un peu en dedans.

Lorsque le doigt est étendu, il reste une portion de la plaie qui n'est pas recouverte. Souvent il est possible de réunir les angles de la plaie. Mais si les sutures risquent de tendre la peau d'une façon exagérée, il vaut mieux y renoncer.

Ce procédé présente plusieurs avantages importants, il est peu douloureux ; les complications de phlegmon, fusées purulentes, de tétanos ne sont pas à craindre, il ne détermine ni hémorrhagie, ni synovite ; dans une plaie ouverte, tout vaisseau est facile à saisir et à lier ; toute gaîne tendineuse est facilement aperçue et évitée ; en somme, tout paraît se passer comme dans une simple plaie des téguments.

Si l'affection atteint plusieurs doigts, on fait l'incision et le lambeau pour deux ; si même la maladie était prononcée, on pourrait faire deux opérations.

Observation

Un homme d'âge moyen vint à Bonn et demanda une opération contre sa flexion permanente du petit doigt. C'était un de nos premiers cas opérés ici. On crut devoir lui représenter les dangers de l'opération, mais il déclara que c'était sa ferme volonté.

Le résultat de l'opération fut satisfaisant. Avant que la plaie ne fût complètement cicatrisée, il pouvait se servir de sa main pour les mouvements d'extension que nécessite le piano. Nous apprîmes ensuite par hasard que c'était non-seulement un joueur enthousiaste, mais un véritable artiste. Il avait déjà consulté plusieurs chirurgiens et avait été traité pendant des années. On avait écarté une opération par crainte du danger (Madelung. *Loc. cit.*).

OBSERVATION

Willi de Payrebrune, 7 ans, de Marienburg, s'est brûlé il y a deux ans avec du café bouillant. L'index de la main droite est dans une flexion très prononcée, si bien que l'ongle touche la peau. Le cordon cicatriciel qui détermine la flexion commence à peu près au niveau de la première articulation interphalangienne, et finit au troisième méta-carpien.

Le lambeau triangulaire que je taillai laissa les tendons à découvert, et comprit seulement la peau, le tissu cellulaire sous-cutané, l'aponévrose et la gaîne tendineuse, qui étaient fusionnés en un tissu cicatriciel homogène. Dans l'extension du doigt, le lambeau se mit à angle droit pendant que les bords de la plaie se rapprochaient tellement qu'on aurait cru n'avoir devant les yeux qu'une incision longitudinale ; ils furent facilement réunis par suture. Si on voulait reporter le lambeau à son ancienne place, il fallait replacer le doigt dans sa flexion primitive ; si l'on étendait le doigt, aussitôt lambeau et bords latéraux prenaient l'attitude dont je viens de parler.

L'opération fut pratiquée avec les précautions antiseptiques, et la guérison survint sans réaction au bout d'environ quatorze jours. Le traitement orthopédique me parut à peine indiqué ; cependant je fis porter pendant quelque temps un petit appareil extensif en étain.

Le résultat fonctionnel est parfait.

OBSERVATION.

Major Moldenhauer, 45 ans, joueur passionné de violoncelle. Il a remarqué depuis plusieurs années, quand il était jeune officier, une légère flexion de l'annulaire à l'artition métacarpo-phalangienne, qui s'est produite saus cause appréciable.

En 1875, il consulta Busch qui lui conseilla l'opération immédiate.

Le doigt faisait un angle de 125° ; le médius était légèrement atteint ; en essayant d'étendre la main, on voyait apparaître la corde dure, caractéristique.

Après l'incision, on trouva le tissu cellulaire très-riche en graisse ; la séparation du lambeau fut pénible et longue. L'extension complète du doigt réussit d'abord, quand la base du lambeau fut nettement séparée de la couche sous-jacente. Dans ce cas encore, le lambeau suivait le doigt dans l'extension ; la base se mettait à angle droit, et la pointe s'enroulait.

Mais on ne pouvait, une fois le doigt étendu, replacer le lambeau sur la surface saignante ; pour cela, il fallait redonner au doigt sa flexion antérieure. Dans l'extension les bords latéraux de la plaie s'accolaient assez pour qu'à la base le lambeau les recouvrît un peu.

A l'avenir, dans un cas semblable, je raccourcirais volontiers le lambeau, et je donnerais à l'incision la forme d'un Y.

Grâce aux précautions antiseptiques, la réunion par première intention fut obtenue et la guérison abrégée.

Dans ce cas encore elle survint sans réaction, sans traitement postérieur orthopédique en trois semaines environ, et le résultat fonctionnel est absolument satisfaisant. L'attitude analogue du lambeau dans les deux cas immédiatement après sa libération, fait supposer que dans les deux cas il était formé des mêmes éléments. »

Ces deux observations sont de Baum (loc. cit.). Les résultats, comme on le voit, furent satisfaisants. Baum vit dans ce double succès de l'opération de Busch une confirmation de sa théorie, qui attribue la rétraction à un processus dégénératif de la peau. Pourquoi l'opération est-elle efficace ? Parce qu'on sectionne cette partie rigide de la peau qui est fixée dans la flexion.

Quant à l'aponévrose palmaire, elle est laissée intacte. Le recollement du lambeau à son ancienne place, et par conséquent la récidive, est sûrement empêchée par l'enroulement de sa pointe et l'élévation à 90° de sa base.

OBSERVATION

Walzberg (Deutsche Zeitschrift fur chirurgie 1881).
Rétraction héréditaire dans la famille.

Homme de 28 ans. L'affection débuta à 19 ans. Le médius de la main droite est fléchi à angle droit ; noyaux indurés à la face palmaire, aussi qu'à la paume de la main.

Opération de Busch. Pansement antiseptique. Guérison.

OBSERVATION

Stetter (ibidem).

Ce cas concerne une jeune fille de 20 ans, main droite. Là contracture s'est développée sans cause externe, dans le courant du semestre dernier.

L'annulaire était surtout atteint, mais les autres doigts, à l'exception du pouce, n'étaient pas indemnes. L'opération à lambeau de Busch fut pratiquée. Guérison. Après la section, on appliqua un appareil plâtré dorsal, les doigts furent fixés dans l'extension, plus tard on leur imprima des mouvements de flexion.

Voilà donc un certain nombre de faits dans lesquels le succès a répondu à l'attente des opérateurs, sinon absolument, du moins d'une façon qui doit satisfaire. Le procédé de Busch, en un mot, a été vraiment curatif.

Dans certains cas, il faut bien le dire, on n'a obtenu

qu'un demi-succès ; mais il nous semble que même dans cette dernière hypothèse, le résultat légitime l'opération.

OBSERVATION.

Stetter.

Deux autres cas ont été opérés pareillement par la méthode de Busch.

Dans le premier cas, la flexion et l'extension recouvrèrent presque toute leur étendue.

Dans le deuxième, l'extension seule se rétablit ; la flexion resta vicieuse.

Madelung estime que l'âge avancé n'est pas une contre-indication. Il cite à l'appui le fait suivant :

Un homme de 66 ans, assez misérable, pensionnaire d'un hôpital du voisinage, vint à Bonn avec une flexion permanente des 4ᵉ et 5ᵉ doigts de la main droite. Bien qu'il n'eût plus de travail sérieux à faire, il insista pour l'opération.

Elle fut pratiqué le 13 novembre 1872. On fit un lambeau cunéiforme. Le 7 décembre l'incision était presque cicatrisée, les doigts étendus sur une attelle quand le malade, fatigué de l'hôpital, s'en alla.

Un an après, je le trouvai par hasard. La main, depuis sa sortie de l'hôpital, était restée sans traitement. Pourtant tous les doigts pouvaient également bien se fléchir et s'étendre ; ils étaient aptes à toute espèce de travail.

Cette observation montre que l'âge avancé du malade ne doit pas condamner fatalement le chirurgien à l'inaction,

elle prouve aussi que les résultats de l'opération ne s'a-
moindrissent pas avec le temps.

Il est vrai qu'un intervalle d'une année écoulée depuis
l'opération ne suffit pas pour affirmer l'inaltérabilité de la
guérison. Mais il faut considérer que ce procédé n'est connu
que depuis peu (1875), que l'on ne peut par conséquent
produire des exemples bien anciens, qu'enfin il est difficile
de suivre les malades. On cite, du reste, des cas dans lesquels l'intervalle fut plus long.

OBSERVATION

Madelung (*loc. cit*).

La main droite du boulanger H... présente à la paume
une cicatrice longue, un peu fendillée, un peu étoilée, qui
s'étend jusqu'au quatrième doigt.

Les mouvements des doigts sont libres dans toutes les
articulations, même à l'annulaire et à l'auriculaire, la
flexion et l'extension sont parfaites. L'extrémité de l'annulaire vient toucher la paume de la main, et le même doigt
peut être complètement étendu. L'action de serrer est parfaitement exécutée par tous les doigts ensemble, et par les
deux derniers isolés ; l'organe ne refuse le service pour
aucune manœuvre.

Tout au plus est-il resté dans les doigts opérés, un peu
de faiblesse, comparativement à l'autre côté.

Tel est le résultat deux ans après l'opération, sans
qu'aucun traitement postérieur ait été mis en usage.

Ainsi dans deux cas où Madelung a revu ses opérés au

bout d'un an, un fois, et de deux ans, l'autre fois, la guérison ne s'est pas démentie. Remarquons que ce chirurgien persiste à considérer comme inutile le traitement orthopédique post-opératoire. Nous croyons qu'il a tort. Agir ainsi, c'est se priver volontairement d'une garantie de succès de plus et même le compromettre. Les objections, du reste, ne lui ont pas manqué.

Je pourrais répondre, dit Stetter (*loc. cit.*), en citant un malade opéré par le professeur Schœnborn en automne 1876.

Le sujet ne put pas demeurer ici jusqu'à l'entière cicatrisation de la plaie, et, bien qu'il eût emporté à son départ un bandage maintenant les doigts en extension, il est revenu en 1877, 9 mois après, avec des doigts fléchis, si bien que l'opération dut être pratiquée de nouveau.

Depuis, le patient est revenu de temps en temps nous visiter ; il fait chez lui des mouvements passifs avac constance, et dès lors la guérison s'est maintenue, il y a un an et 9 mois.

On voit donc qu'un traitement orthopédique très-soigneux est loin d'être sans influence pour une guérison durable. Nous en donnons les règles plus loin.

Peut-il y avoir récidive? Le fait a été observé. En effet comme la rétraction est le plus souvent la conséquence d'un vice diathésique, on comprend très-bien que cette influence générale puisse déterminer de nouvelles déformations sur le doigt opéré ou sur les doigts voisins. Mais ces faits sont rares. Madelung en a recueilli une observation.

Le musicien enthousiaste cité plus haut, dit-il, revint bientôt me trouver. Il racontait qu'il n'avait joui du libre usage de sa main que pendant six mois : alors l'affection réapparut au petit doigt.

Trois ans après l'opération, il pouvait encore jouer convenablement du piano, sauf qu'il lui arrivait parfois de voir son doigt glisser entre deux touches. Jamais la cicatrice de l'opération ne lui avait causé la moindre gêne.

Effectivement, le petit doigt se montrait de nouveau atteint de flexion ; mais cette fois, le siège de la flexion n'était pas comme jadis, dans l'articulation métacarpo-phalangienne, mais dans l'articulation interphalangienne. Tandis que l'on pouvait parfaitement fléchir et étendre la première phalange, la deuxième se fixait à angle droit sur la première. Les parties molles de la face palmaire de la phalange étaient épaissies, rigides, la peau sans plis.

Devant l'articulation métacarpo-phalangienne, la peau, malgré la cicatrice rugueuse (c'était le cas où le bout du lambeau se gangréna) était mobile ; on pouvait former un pli en la soulevant.

Contre une nouvelle difformité, rien n'empêche de pratiquer une nouvelle opération, quel que soit le temps écoulé.

MÉTHODE SOUS-CUTANÉE

Procédé de Cooper et d'Adams. — C'est Astley Cooper qui conseilla le premier les sections sous-cutanées. Son neveu, Bransby Cooper pratiqua l'opération avec succès au pied pour une rétraction de l'aponévrose plantaire.

Depuis quelques années, W. Adams, en Angleterre, a remis cette méthode en honneur.

L'opération et le traitement que je pratique, dit-il, peuvent être décrits comme il suit :

1° Division sous-cutanée de toutes les brides contractées de l'aponévrose qui peuvent être atteintes ; ce résultat est obtenu par plusieurs ponctions avec le plus petit ténotome introduit sous la peau et tranchant de haut en bas ; on place de la charpie sur chaque piqûre.

2° L'extension immédiate est nécessaire pour le complet redressement des doigts, quand cela est possible ; on applique une attelle métallique bien rembourrée au-devant du poignet, de la main et des doigts ; ceux-ci sont entourés d'une bande par-dessus l'attelle.

3° L'appareil ne doit pas être enlevé avant le quatrième jour ; alors la charpie peut être aussi enlevée, car les incisions cutanées sont toujours guéries après le cinquième jour. L'attelle sera réappliquée avec la bande.

4° L'extension sera maintenue au moyen de l'attelle nuit et jour pendant deux ou trois semaines ; mais attelle et bandage seront changés tous les deux ou trois jours. Puis l'attelle extensive sera portée la nuit seulement, durant 3 ou 4 semaines de plus. On pratiquera des mouvements pendant le jour.

Adams cite plusieurs observations de guérison par son procédé. Dans un cas la guérison persistait treize ans après l'opération.

« J'ai revu la main opérée treize ans après. Le médius et l'annulaire demeurent complètement guéris avec pleine faculté de flexion. Toute trace de rétraction dans la paume de la main a disparu. Le petit doigt qu'on n'a pu redresser à cause des lésions de l'articulation reste fléchi. Le malade occupait et occupe encore la position de consul. La rétrac-

tion des trois derniers doigts, si nécessaires à l'écriture,
avait rendu sa signature illisible. Depuis l'opération, son
écriture est redevenue parfaitement correcte. »

Il est incontestable que ce procédé donne d'excellents
résultats, quand il est applicable. Mais il ne l'est que rare-
ment. En effet, c'est là une opération qui convient aux cas
simples, dans lesquels la rétraction est occasionnée par une
bride simple, non adhérente à la peau, qui va du point
d'origine au point d'insertion, sans émettre dans son trajet
aucune bride secondaire (Goyrand).

Mais ces cas sont les plus rares. Le plus souvent on à
affaire à des adhérences multiples, intimes, disséminées
sur une large étendue. Alors le procéde d'Adams est
insuffisant. Nous n'en voulons pour preuve que les deux
faits suivants de MM. Broca et Tillaux, que nous résumons.

Dans le cas de Broca, il s'agit d'un homme de 40 ans ;
ni goutte, ni rhumatisme. Il y a neuf ans que l'affection a
débuté à l'auriculaire.

Mars 1868. — L'auriculaire était fléchi à angle droit
sur la paume. M. Broca fit la section sous-cutanée. L'extension fut ensuite obtenue par déchirement, et encore ne
fut-elle pas complète : inflammation consécutive qui céda.

Un an après, le doigt reprenait peu à peu sa position
vicieuse ; l'annulaire se prenait. La maladie augmente jusqu'en juillet 1872. Le 15, entrée à l'hôpital.

L'auriculaire, dans sa flexion, dépasse l'angle droit ; l'annulaire est un peu moins fléchi. La main gauche s'est prise.

L'opération a été pratiquée par M. Broca ; il s'est servi
du procédé par section sous-cutanée, il a fait plusieurs
ponctions aux deux mains, et coupé toutes les brides en

circonscrivant les tendons de tous les côtés ; enfin il a obtenu l'extension à peu près complète avec une déchirure des téguments.

Les deux mains ont été ensuite placées dans la ouate et la cicatrisation obtenue en quinze jours.

Le malade a été revu deux mois après, et la rétraction avait des tendances à se reproduire (Thèse de Roque, 1872).

Un cas tout à fait analogue a été publié par M. Tillaux :

L'opération a été pratiquée par M. Tillaux le 4 octobre 1872. Il a fait une ponction sous-cutanée, et a cherché à couper toutes les brides qui se trouvaient dans la sphère d'action de son ténotome ; on a entendu un craquement qui indiquait la section d'une bride : on a essayé ensuite d'étendre le doigt, mais l'extension n'a pu être complète, et M. Tillaux, craignant probablement une déchirure de la peau, sans aucun bénéfice pour le malade, a jugé à propos de ne pas poursuivre l'opération. L'auriculaire faisait encore un angle droit avec la paume.

Ainsi voilà deux cas dans lesquels la section sous-cutanée, pratiquée cependant par des chirurgiens dont personne ne contestera l'habileté, a donné deux échecs. Pourtant les faits de ce genre, suivant nous, ne condamnent pas absolument la méthode ; ils prouvent seulement, si je puis dire ainsi, qu'on lui a demandé plus qu'elle ne pouvait donner. Notre conclusion, c'est qu'on peut parfaitement utiliser ce procédé et se trouver bien de son application, si on sait le réserver aux cas justiciables de la méthode.

Telle est du reste l'opinion de M. Labbé. Ce chirurgien,

dans un cas récent, a obtenu une réussite complète par le procédé de Cooper.

Il s'agit d'un homme de 40 ans. L'affection a débuté il y a deux ans, aux doigts médius et annulaire des deux mains simultanément. Au mois de février, il fut opéré à la main gauche par M. Richet (procédé de Goyrand). L'opération a été heureuse, car aujourd'hui les difformités ont disparu en partie; si la guérison n'est pas complète, cela tient sans doute à l'articulation moyenne du petit doigt, qui est déformée, volumineuse; la deuxième phalange reste fléchie à angle droit sur la première; cette déformation paraît résulter du rhumatisme chronique, aussi est-il peu probable qu'une opération puisse lui rendre les mouvements dont elle est privée.

A droite, le médius et l'annulaire sont dans un état de demi-flexion. En immobilisant la main et en appuyant fortement, on peut en partie les redresser; les brides sont placées très superficiellement et font saillie sous la peau.

« Une opération à la main droite est résolue, mais avant de recourir à l'opération de Goyrand, M. Labbé veut tenter une opération moins sérieuse, sans pouvoir toutefois affirmer qu'elle soit réalisable; c'est la section sous-cutanée, consistant à introduire en plusieurs points un ténotome sous la peau et à sectionner les brides.

L'incision sous-cutanée des brides a été facilement exécutée, et les doigts après être restés étendus sur une planchette une huitaine de jours, ont recouvré leur mobilité (Thèse de Jeanpierre, 1882).

M. Labbé a donc obtenu un véritable succès, mais un succès inespéré; car il disait à sa clinique, avant l'opération : « L'opération est sans danger, mais peut-être ne pourrons-nous pas passer le ténotome entre les brides et la peau. Si notre procédé ne peut être exécuté, ou si le redressement des phalanges ne peut être obtenu, nons aurons recours à l'opération que pratiquait Goyrand. »

Le procédé a pu être exécuté, le redressement des doigts a été obtenu. Quelles sont donc les conditions qui ont favorisé le succès? Nous les trouvons facilement en nous reportant à la description de l'état des choses : demi-flexion seulement, possibilité de redresser les doigts par une forte pression, position superficielle des brides, faisant saillie sous la peau.

Ce fait confirme donc notre manière de voir et notre conclusion qui est la suivante :

Le procédé de Cooper, Adams, donne de bons résultats quand il est applicable ; il n'expose à aucun accident consécutif. Mais son application est limitée aux cas simples, ou au début de l'affection.

CONCLUSIONS

1. — Dans la maladie appelée *Rétraction de l'aponévrose palmaire*, c'est l'aponévrose qui est le principal siège des lésions : épaississement, hyperplasie et rétraction de certains faisceaux ; transformation de ces faisceaux en un tissu scléreux, comme cicatriciel.

Le tissu cellulaire est altéré ; il y a disparition de ses aréoles graisseuses.

La peau est souvent atteinte ; épaississement de l'épiderme et du derme qui adhère à l'aponévrose par le moyen d'un tissu dense.

2. — Dans la grande majorité des cas, la maladie est sous la dépendance de la goutte ou du rhumatisme ; parfois elle est héréditaire.

Dans certains cas, il y a absence évidente de toute influence générale ; l'affection paraît alors relever du traumatisme.

3. — Le traitement médical est impuissant.

4. — Le traitement chirurgical seul améliore ou guérit la difformité.

5. — Pour opter entre les différents procédés, on se guidera sur le degré de la rétraction et le caractère des brides.

Si l'on a affaire à un cas simple, ou si l'on est consulté au début de l'affection, on pourra avoir recours à la méthode sous-cutanée.

Si la lésion est plus avancée, on emploiera le procédé
de Goyrand ; le procédé de M. Richet, si l'on constate la
présence de fibrômes, ou le procédé de Busch qui a donné
de bons résultats aux chirurgiens allemands, et qui paraît
surtout convenir aux cas dans lesquels la peau est très
adhérente.

6. — Que l'on emploie la méthode à ciel ouvert, ou la méthode sous-cutanée, le malade sera soumis à un traitement
orthopédique soigneux (pendant trois semaines au moins).
L'appareil ne sera enlevé qu'après guérison complète.

INDEX BIBLIOGRAPHIQUE

Dupuytren. — Leçons de clinique chirurgicale. T. IV.

Goyrand. — Mémoires de l'Ac. roy. de médecine. 1833. Gazette médicale 1835.

Avignon de Morlac. — Thèse de Paris, 1832.

J. Guérin. — Gaz. méd. Paris 1833. Journal méd. de Championnière. 1843.

Gerdy. — Chirurgie pratique. T. II. 1852.

Morel-Lavallée. — Thèse d'agrégation 1844.

Chassaignac. — Bull. Soc. Chirurgie T. VIII.

Nélaton. — Path. Chir. T. V.

Malgaigne. — Leçons d'orthopédie. 1862.

Eulenburg. — Berliner klinische Wochenschrift. 1864. (22-23).

Fort. — Thèse d'agrégation 1869.

Polaillon. — Article Main. Dict. Dechambre.

Ledentu. — Article Main. Dict. Jaccoud.

Menjaud. — Thèse Paris, 1861.

Roque. — Thèse Paris 1871.

Madelung. — Berl. K. Wochenschrift 1875. n°s 15-16.

Benj. Anger. — France médicale 1875.

Meillet. — Thèse de Paris, 1874.

Sevestre. — Journal Robin. T. IV.

P. Richer. — Bull. Soc. anatomique, 1877.

Ch. Rémy. — Ibidem.

Adams. — British Méd. Journal 1878. On finger Contract. Londres 1879.

Baillod. — Thèse Paris. 1878.

Largillière. — Thèse Paris. 1878.

Baum. — Centralblatt fur. Chirurgie. 1878.

Kœnig. — Lehrbuch der Speciellen Chirurgie. 11. 736.

Hueter. — Grundriss der Chirnrgie.

Desprez. — Gaz. méd. de Paris (1880).

Walzberg. — Deutsche Zeitschrift fur chirurgie. 1881.

Stetter. — Ibidem.

Jeanpierre. — Thèse Paris, 1882.

Blum. — Chirurgie de la main. 1882.

Imp. A. DERENNE, Mayenne. — Paris, boul. Saint-Michel, 52.